AF463432

THÉORIE DE LA SYPHILISATION

OU

VACCINATION SYPHILITIQUE.

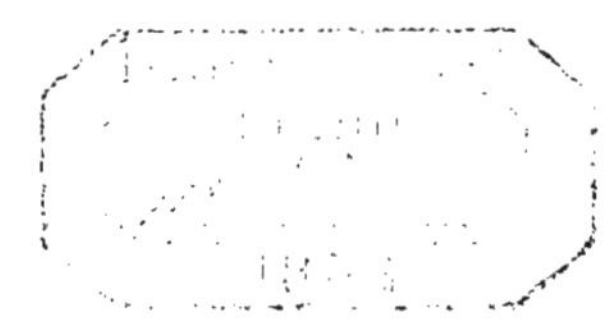

# THÉORIE

# DE LA SYPHILISATION,

PAR F. G. P. C.

élève de M. AUZIAS-TURENNE.

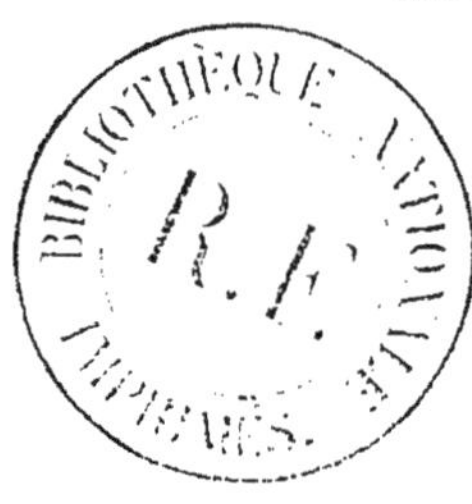


DEUXIÈME ÉDITION.

PARIS

IMPRIMERIE DE MOQUET,

RUE DE LA HARPE, 90.

1852

# AVANT-PROPOS.

M. le docteur Spérino, chirurgien du syphilicome de Turin, avait déjà constaté sur le corps de l'homme la réalité des lois de la syphilisation, découverte par M. le docteur Auzias Turenne, lorsque M. Laval, élève en médecine, très avancé dans ses études, s'empara du fait nouveau pour l'étudier et le méditer profondément.

Après avoir commenté le mémoire de M. Auzias, dans lequel se trouve consignée cette immense découverte, et obtenu de M. Auzias lui-même quelques conférences au sujet de la syphilisation, M. Laval, mon ami, fut convaincu ; aussi pria-t-il M. Auzias de vouloir bien le syphiliser (1).

J'ai suivi avec soin toutes les opérations qui ont été faites sur mon ami. J'ai vu tous ses chancres naître, se développer et mourir jusqu'à ce

(1) Les personnes qui désireraient s'éclairer sur cette grande découverte, peuvent suivre les éloquentes démonstrations de M. Auzias-Turenne, qui ont lieu publiquement, tous les dimanches, à midi, dans l'amphithéâtre, n° 3, de l'école pratique de la faculté de Médecine, en face la rue Hautefeuille.

qu'il n'a plus été possible de lui en inoculer. (M. Ricord lui fit sept inoculations publiquement à sa clinique de l'hôpital du Midi, et aucune ne prit). J'ai remarqué, en outre, la loi de décroissance dans la surface et l'intensité des chancres qui s'éloignaient de plus en plus du premier. La première inoculation, en effet, donna un chancre du diamètre d'une pièce de cinquante centimes ; la seconde en donna un plus petit ; la troisième un plus petit encore que celui de la seconde ; ainsi de suite jusqu'aux dernières qui ne produisirent que de tout petits chancres comme des têtes d'épingles et dont la cicatrisation se faisait dans quelques jours. Le pus chancreux séchait dans la piqûre d'inoculation sans pouvoir produire le moindre effet.

Voilà une observation qui seule pourrait donner quelque foi en la syphilisation; cependant j'en ai d'autres. J'ai vu des chancres primitifs indurés, perdre leur induration, et guérir sous l'influence syphilisatrice de deux chancres d'inoculation; j'ai vu des accidents constitutionnels s'arrêter rapidement et marcher vers une prompte cicatrisation, sous une influence semblable.

Je fus alors convaincu, et je résolus d'apporter à la syphilisation une santé robuste, vierge de toute invasion syphilitique, pour servir, comme M. Laval, de démonstration de la syphilisation. J'ai trente ans. M. le docteur Auzias Turenne publiera au long mon observation quand j'aurai acquis l'immunité absolue. Cependant, quoique rassuré par des faits, je n'étais pas content ; j'aurais voulu connaître les lois des phénomènes qui se développent dans la série des chancres d'inoculation. Mon esprit a été dans la torture pendant environ un mois après lequel j'ai eu la conception d'une théorie, qui a été pour moi l'objet d'une satisfaction bien grande ; c'est pourquoi je m'empresse de la publier dans le but de dissiper les craintes de ceux qui n'oseraient pas se faire syphiliser en ayant besoin, et dans le but aussi d'éclairer bien des gens de la science qui ne comprennent pas cette belle et féconde syphilisation.

Si ma théorie n'est pas vraie, elle est du moins vraisemblabe; car elle résout tous les cas que peut produire la syphilis.

*Nota.* Mon *fluide* représente l'aptitude que nous avons de pouvoir subir l'action du virus syphilitique, aptitude qui a été appelée par les syphilographes *élément fermentescible* qui se met en jeu par le virus syphilitique.

---

# SYPHILISATION

## OU VACCINATION SYPHILITIQUE COMPARÉE A LA VACCINATION VARIOLIQUE.

Une seule inoculation ou plusieurs en même temps, de virus variolique, nous préserve de la de la petite vérole.

L'inoculation d'un seul chancre ou de plusieurs en même temps, nous infecte de peu à beaucoup, et nous donne bien souvent la vérole constitutionnelle.

Voilà des faits authentiquement reconnus; il s'agit d'en découvrir la loi, ou, du moins, d'en donner une explication satisfaisante.

Avant d'entrer dans des détails théoriques, je ferai remarquer que nous venons au monde avec la *propriété* de pouvoir nous infecter varioliquement et syphilitiquement; cette propriété, pour donner le plus de clarté possible aux démonstrations qui vont suivre, je la symbolise en l'appelant *fluide variolique* pour la variole et *fluide vérolique* ou *syphilitique* pour la syphilis.

Nous avons donc en naissant du fluide variolique et du fluide syphilitique. Ces deux parasites de tout être organisé (au moins de celui dont les fonctions sont les mêmes que les nôtres), ces deux parasites, dis-je, constituent particulièrement la substance alimentaire des deux virus, variolique et syphilitique; ils vivent et grandissent avec nous; et c'est précisément par eux que la variole et la syphilis ont accès dans nos organes. Cependant malgré l'union intime des deux fluides pour notre organisation, il est heureux qu'ils n'en soient que des attributs contingents ; car la vaccination variolique nous soustrait à la variole, et la syphilisation à la syphilis.

J'ajouterai que nos organes ont moins d'affinité pour le *fluide variolique* que pour le *fluide syphilitique* ; ou bien que le virus variolique est beaucoup plus énergique que le virus syphilitique, en supposant alors que l'affinité de nos organes soit la même pour les deux fluides.

Ceci posé : Les deux propositions précédentes me conduisant aux mêmes résultats, je m'appuierai sur la première pour démontrer les théorèmes suivants :

### 1er THÉORÈME. — VACCINATION VARIOLIQUE.

Une seule inoculation ou plusieurs en même

temps de virus variolique, nous préservent de la petite vérole.

L'expérience et le temps nous ont forcé d'accepter ce fait comme vrai ; aussi deux mots vont suffire à la démonstration.

Le virus variolique introduit dans nous, s'approprie le fluide de même nom, se combine avec lui, et c'est immédiatement après la combinaison que nous sommes vaccinés.

La combinaison totale du fluide variolique avec le virus variolique a lieu, parce que ce dernier a plus d'affinité pour ce fluide que notre organisation.

Il ne serait pas sage de penser que la vaccination nous sature de virus ; car le mot de saturation emporte avec lui l'idée de mélange, d'instabilité, et je ne pense pas qu'à ce titre nous pussions être garantis de la petite vérole pendant dix années environ. Il faut nécessairement qu'il y ait combinaison, c'est-à-dire, neutralisation, anéantissement de toutes les qualités caractéristiques des deux éléments qui se sont combinés entr'eux.

Il résulte de ce fait :

1° Que notre organisation admet dans sa constitution le virus variolique.

2° Que ce virus dans l'acte de la combinaison se dépouille de toutes les qualités qu'il avait à l'état simple.

3° Que nous devons à la présence déguisée de

ce même virus, dans nos organes, d'être ultérieurement réfractaires.

4° Qu'il nous est impossible de courir des dangers futurs, devant résulter de la mystérieuse combinaison du virus avec le fluide variolique.

## SYPHILISATION.

Quant au virus syphilitique, il semble plus chronique dans son action que le virus variolique, parce que notre organisation offre plus de résistance à son travail. Je caractérise ces phénomènes en disant, que notre corps est bon conducteur du virus variolique et mauvais conducteur du virus syphilitique.

La faiblesse de conductibilité que nous avons pour ce dernier virus, dépend évidemment de l'affinité de nos organes pour le fluide vérolique. Ce principe joint au fait de la *décroissance virulente* dans le virus du pus fourni par un chancre (à mesure que celui-ci vieillit), me donneront le moyen de démontrer rigoureusement la marche de la syphilisation ; en outre, l'infection causée par l'inoculation d'un chancre ou de plusieurs en même temps, sera pour nous un fait nécessaire, quand nous serons convaincus qu'une vaccination chancreuse, simple ou simultanément multiple, ne peut donner que des résultats partiels ou négatifs de syphilisation.

Je supposerai dans la démonstration du théorème suivant, que le pus employé dans la syphilisation possède à chaque inoculation le maximum de virulence.

## 2e THÉORÈME.

Moins on peut fournir de fluide syphilitique plus tôt on est syphilisé.

En effet, l'inoculation du virus syphilitique nous donne un chancre, dont l'influence se fait sentir généralement dans nos organes trois ou quatre jours après sa formation. On ressent des douleurs très faibles et légèrement électriques, persistant de quatre à cinq jours, après lesquels on ne se doute pas que l'on soit porteur d'un chancre. Ces quatre ou cinq jours de souffrance presque insensible, sont pour moi les moments de combinaison du virus syphilitique avec la plus grande quantité possible de fluide syphilitique, et cette combinaison a lieu tant que la force du virus syphilitique fourni par le chancre est assez grande pour enlever du fluide syphilitique à notre organisation; d'où neutralisation, disparition de tout le fluide qui s'est combiné; mais quand l'intensité du virus syphilitique fourni par le chancre est descendue au-dessous de la limite de combinaison, il n'y a plus alors neutralisation de fait; il y a seulement intention, tendance de neutralisation (cet état forme la période de tension). Cette tendance ne doit pas être absolue, elle est nécessairement relative : le chacnre *volant*, le chancre *phagédénique* et le chancre *induré* sont des indices pour mesurer la force de cette tendance neutralisatrice (voy. page 15, 3e corollaire). Nous voyons par là que les accidents ultérieurs du chancre sont une conséquence de l'impossibilité de combinaison du virus avec le fluide; d'où je conclus que l'intensité des accidents est en raison inverse de la difficulté de combinaison ou en raison directe de la tension.

L'inoculation d'un second chancre vient augmenter la force du virus du premier devenue trop faible ; alors une nouvelle combinaison a lieu, et la lutte cesse un instant pour recommencer après la cessation de neutralisation ; seulement elle est plus faible à cause de la diminution du fluide qui est déjà combiné. Une troisième combinaison donnerait lieu à une lutte encore plus faible que la précédente, etc.

D'où nous voyons que des inoculations successives sur le même individu, doivent avoir pour résultat l'anéantissement de son fluide syphilitique ou du moins un état qui en approche infiniment.

Donc moins on a de fluide, plus tôt on est syphilisé.

*Nota.* Les manifestations secondaires et tertiaires ont lieu dans la période de tension. Il est malheureux que cette tension existe; car sans elle un seul chancre nous syphiliserait.

1er *corollaire.* Il n'y a pas de solution de continuité dans la tendance neutralisatrice ; elle peut croître de zéro jusqu'à la vérole constitutionnelle, dont le chancre induré est l'indice. Si elle dépasse cette limite, son effet devient latent, à cause de la combinaison qui a lieu; elle est alors syphilisatrice.

### LOIS GÉNÉRALES DU CHANCRE.

1re loi : l'intensité du virus syphilitique fourni par le pus d'un chancre va en s'affaiblissant à mesure que celui-ci vieillit.

2e loi : le fils d'un chancre fort devient comme son père, toutes choses étant égales.

3e loi : l'étendue et l'importance des accidents constitutionnels sont en raison directe de la tendance neutralisatrice.

*Second corollaire.* Il y a deux genres de chancres : le genre *syphilisateur* et le genre qui ne peut pas *syphiliser.*

Le genre syphilisateur est représenté par le *chancre* dont la virulence est capable de combinaison. Ce chancre ne s'indure pas tant qu'il est assez fort pour neutraliser.

L'induration chez lui est une marque de faiblesse. Nous avons alors la vérole constitutionnelle.

Le deuxième genre se forme de trois espèces : du chancre *volant*, du chancre *phagédénique* et du chancre *induré* (il y a des degrés d'intensité différente dans chaque espèce, ce qui vient à l'appui de la non-solution de continuité). Nous voyons par là que le premier genre rentre dans le second; mais ce n'est qu'après avoir fait faire un pas à la syphilisation.

Le second genre ne pouvant point neutraliser la plus petite quantité de fluide syphilitique est seulement infectant.

D'après la deuxième loi, il est facile de voir qu'un chancre peut infecter de peu à beaucoup ou atteindre justement le degré de l'induration sans avoir eu assez de force pour dépasser cette limite. Celui-là nous aura donné les souffrances des accidents secondaires et tertiaires sans nous avoir syphilisé le moins possible.

Si un chancre d'abord syphilisateur pouvait rester tel pendant le temps nécessaire à la neutralisation complète du fluide syphilitique, il nous aurait syphilisé. Alors il marcherait à la cicatrisation comme une ulcération ordinaire, sans pouvoir s'indurer ni devenir phagédénique ; vu que, la cause de l'induration et de certain phagédénisme n'existerait plus en nous. La tension serait, en effet, nulle, et par conséquent nos organes ne sauraient être lésés.

3e *Corollaire* : En prenant pour unité l'infection constitutionnelle donnée par un chancre dont la virulence n'aura pu atteindre que le degré de l'induration, il est facile de voir qu'il doit exister plusieurs véroles constitutionnelles d'intensité différente, chacune plus faible que l'état constitutionnel qui l'a précédée, et à *fortiori* plus faible que celle dont l'intensité est représentée par un. Ce qui nous prouve que tout chancre syphilisateur laisse après lui un certain état de vérole constitutionnelle, relatif au degré de syphilisation où l'on est parvenu (3e loi).

Le dernier chancre syphilisateur finit par nous conduire à l'immunité en ne laissant après lui aucune tension. Nous jouissons alors d'une santé parfaite, et sommes dans l'impossibilité de contracter aucune espèce de maladie syphilique. En un mot nous sommes vaccinés contre la vérole et la chaude-pisse. Non seulement la syphilisation prévient ces maladies, mais encore elle guérit promptement et sans douleur ceux qui en sont atteints.

---

J'avais terminé ma théorie et je ne voulais la faire suivre d'aucuue explication, laissant à la sagacité du lecteur le soin de la développer. Mais j'ai appris que des hommes distingués avaient trouvé quelques passages obscurs, et jai dû chercher à devenir plus explicite et plus clair, particulièrement dans les détails de ce que j'appelle la *période de tension.*

Le principe fondamental de la syphilisation repose sur la neutralisation *du fluide syphilitique* par le *virus syphilitique.* Cette neutralisation ne peut être opérée par un seul chancre, à cause de l'affinité toujours la même de nos organes pour le *fluide* et de la décroissance dans la virulence du chancre (1re loi). En effet, représentons par *dix* l'affinité de nos organes pour le fluide syphilitique : il est évident qu'il n'y aura pas neutralisation, c'est-à-dire action syphilisatrice, tant que la force attractive du virus ne dépassera pas dix, et ne pourra, par conséquent, pas dégager le fluide pour se l'approprier. Tout chancre dont le virus sera plus fort que *dix*, aura le pouvoir d'enlever du fluide et de se combiner avec lui : il sera syphilisateur. Tout chancre, au contraire, dont la force virulente sera représentée par *dix*, ou par un nombre plus petit ne pourra pas s'approprier la plus petite quantité de fluide pour se combiner avec lui et le neutraliser, ce sera le chancre infectant. Ainsi, il y a infection toutes les fois que le virus ne peut pas produire une force attractive plus grande que *dix*. C'est cet état que j'ai appelé *période de tension* ou *de lutte*.

Maintenant la remarque qui suit le 2e théorème doit être parfaitement comprise.

Dans le premier corollaire, je dis qu'il n'y a pas de solution de continuité dans l'infection syphilitique, c'est-à dire, qu'elle peut croître depuis zéro, etc.

Cette conséquence rigoureuse de mon théorème s'accorde parfaitement avec l'observation de tous les jours. En effet, certaine inflammation des parties génitales qui n'est suivie ni d'écoulement blenorrhagique, ni de pustule chancreuse, nous représente, *l'infection syphilitique* qui s'éteint en naissant. La balanite et l'écoulement passager qui guérissent sans remède, nous montrent une *infection* plus prononcée l'écoulement blenorrhagique fait suite aux accidens précédens et la gonorrhée elle-même est suivie par la balano-posthite, qui sert de transition entre la gonorrhée et le chancre. Il est des chancres volants qui guérisent d'eux-mêmes en peu de temps, d'autres qui persistent plus longtemps, sans cependant s'indurer, ni devenir phagédéniques; ils disparaissent spontanément, les premiers ayant persisté moins longtemps que les derniers. Au chancre volant le plus opiniâtre succède le chancre phagédénique à phagédénisme simple; celui-ci est suivi d'un autre chancre à phagédénisme plus intense, et ainsi de suite jusqu'au chancre à phagédénisme serpigineux, que les syphilographes de l'ancienne doctrine n'ont presque jamais ni compris, ni guéri.

L'induration vient après le phagédénisme serpigineux, et c'est en ce moment que la syphilis se dérobe à votre observation, en se faisant un voile de notre propre corps.

Je viens de construire, en quelque sorte, une espèce d'échelle syphilitique de tous les accidents primitifs, au moyen de laquelle on peut se faire une idée assez exacte de la non-solution de continuité, dont j'ai parlé.

Quand la syphilis procède graduellement de zéro à *dix*, c'est-à-dire, au point où la combinaison du *virus* et du *fluide* s'opère presque, nous voyons le chancre s'indurer et disparaître, en nous laissant dans le corps l'infection que nous appelons syphilis constitutionnelle. Maintenant selon que cette syphilis constitutionnelle possède une tension plus ou moins grande, elle se manifeste plus tôt ou plus tard.

Lorsque le premier chancre que prend un individu ne peut parvenir qu'au degré de l'induration sans neutraliser la plus petite quantité de fluide, il arrive que cet individu est frappé d'une vérole constitutionnelle au maximum. Je veux dire que son économie devra éprouver les manifestations syphilitiques les plus graves.

Si au lieu de prendre un chancre comme le précédent, le sujet en eût pris un autre dont la *force attractive* du virus aurait été de *vingt* par exemple, il serait advenu qu'il y aurait eu neutralisation de fluide jusqu'au moment où la virulence de ce chancre ne se serait pas affaiblie jusqu'à *dix*.

Quand la virulence est arrivée à ce degré d'affaiblissement, la neutralisation cesse, et le chancre s'indure. Admettons que le *quart* du fluide syphilitique du malade ait été neutralisé, il est évident que l'état constitutionnel, qui devrait suivre la cessation de neutralisation, serait d'un quart plus faible que la syphilis constitutionnelle donnée par le premier chancre. Je conclus donc que, si l'on arrête la syphilisation avant d'avoir acquis l'immunité, chaque chancre syphilisateur laisse, nécessairement, après lui un certain état de vérole constitutionnelle, relatif au degré de syphilisation où l'on est parvenu ; c'est-à-dire que le *premier* chancre syphilisateur devant laisser après lui un état constitutionnel des plus graves, le *second* donnerait lieu à une infection bien moins importante, le *troisième* serait suivi d'accidents encore sérieux, le *quatrième* serait suivi d'accidents presque nuls, et le *cinquième* laisserait après lui un certain état de tension incapable de détruire les tissus les plus délicats. Arrivé en ce point, on n'est pas tout-à-fait syphilisé, puisqu'on peut encore produire le chancre ; on est seulement à l'abri de toute espèce de vérole constitutionnelle, et les chancres ultérieurs, à cet état, restent tous petits avec une induration très peu intense, qui va, d'ailleurs, en s'affaiblissant d'inoculation en inoculation.

Ces *chancres*, dont la cicatrisation s'opère d'une manière très rapide, comparativement au *chancre ordinaire*, ont été désignés, par M. Ricord, sous le nom de *fausses pustules*, à une époque où la syphilisation n'était pas connue. Certainement, M. Ricord ne pouvait pas, alors, qualifier autrement des chancres dont la spécificité lui paraissait nulle; mais s'il les avait inoculés sur un terrain vierge de syphilis ou à peu près, il eût certainement obtenu de vrais chancres, même à son point de vue. Mais depuis les travaux importants de M. Auzias Turenne, tout s'éclaire au flambeau de la syphilisation. En effet, les malades, porteurs de ces fausses pustules étaient très avancés en syphilisation, et je présume qu'une fois sortis du service de M. Ricord, ils n'ont jamais dû éprouver de bien sérieux accidents: ils sont venus grossir le nombre des individus que, vulgairement, l'on dit être bronzés, et que nous appellons, nous, *quasi-syphilisés*

La médecine est restée indifférente sur ce fait, qu'au moyen de deux ou trois chancres, pris à des époques différentes, on pouvait se mettre à l'abri de l'infection syphilitique constitutionnelle; et pourtant, combien ne voit-on pas de femmes galantes traverser une vieillesse des plus heureuses?

Néanmoins, de l'âge de dix-huit à vingt-cinq ans, elles avaient été infectées fréquemment : c'est parce qu'elles se syphilisaient d'autant plus, qu'elles s'infectaient davantage.



FIN

www.ingramcontent.com/pod-product-compliance
Ingram Content Group UK Ltd.
Pitfield, Milton Keynes, MK11 3LW, UK
UKHW021039200726
13857UKWH00005B/1806

9 782012 783959